DISSERTATION

ANATOMICO-ACOUSTIQUE,

CONTENANT,

Iº. DES Expériences qui tendent à prouver que les rayons fonores n'entrent pas par la *Trompe d'Euftache*, & qui font connoître une propriété qu'ont prefque toutes les parties externes de la tête & quelques-unes du col, de *fentir* ou de propager *le fon par le toucher.*

IIº. UN Effai d'Expériences fait à Paris en 1777 fur des Sourds & Muets de M. l'Abbé de l'*Epée.*

PAR M. PERROLLE,

Docteur en Médecine de l'Univerfité de Montpellier, Correfpondant de l'Académie Royale des Sciences de la même Ville, de la Société Royale de Médecine de Paris, &c.

Non fingendum, aut excogitandum, fed inveniendum quid natura faciat aut ferat. BACON.

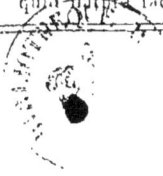

A PARIS,

Chez MEQUIGNON l'Aîné, Libraire, rue des Cordeliers.

ET A TOULOUSE,

Chez BROUILLET Libraire, rue St. Rome.

M. DCC. LXXXII.

Avec Approbation, & fous le Privilege de l'Académie Royale des Sciences de Montpellier.

(4)

105

PRÉFACE.

L E S Expériences contenues dans cette Differtation , font connues depuis quelques années de plufieurs Savans , tant de la Capitale que des Provinces. J'avois renoncé à les publier , parce qu'elles ne m'avoient pas paru affez nombreufes , & parce qu'une Compagnie Illuftre (1) *devoit les faire imprimer dans le Recueil de fes Mémoires. Mais plufieurs perfonnes en qui j'ai beaucoup de confiance , m'ayant fait remarquer que l'impreffion pourroit en être retardée , que les Mémoires des Académies ne font pas entre les mains de tout le monde , & que mes Expériences , furtout celles qui font relatives aux Sourds & Muets , pourroient être utiles , fi elles étoient plus répandues , foit en engageant les Savans à faire de nouvelles recherches fur un objet de cette importance , foit en déterminant les Sourds à fe foumettre aux épreuves convenables , je n'ai pas cru devoir réfifter à de pareilles raifons , dans un temps où le Gouvernement lui-même s'occupe de ces êtres infortunés.*

Il ne faut être ni grand Phyficien , ni grand Anatomifte pour lire cet Ouvrage avec fruit. Les

---

(1) La Société Royale de Médecine.

A

premieres notions de Physique suffisent. Quant à l'Anatomie, on a besoin de savoir que derriere le voile du palais à la hauteur des narines, il y a une ouverture assez sensible, d'un canal étroit, qui va aboutir dans une cavité de l'oreille, qu'on nomme Caisse du Tambour. *C'est ce canal qui porte le nom de* Trompe d'Eustache. *Il est encore utile d'être instruit que le nerf auditif ou de la septieme paire, est composé de deux cordons, dont l'un, sous le nom de portion molle, se distribue dans l'oreille interne, & l'autre, qui est la portion dure, vient s'épanouir sur la face & communiquer avec un assez grand nombre de filets nerveux.*

J'ose croire qu'on trouvera des choses nouvelles dans cette Dissertation. L'ensemble des Expériences de la premiere Partie n'étoit pas connu. Les résultats qu'offrent la premiere, la deuxieme & même la troisieme Expérience de la seconde Partie, &c. me sont particuliers.

Ceux à qui les vérités ne plaisent qu'accompagnées des charmes de l'éloquence, sont avertis de ne pas lire un Ouvrage dans lequel on n'a cherché à mettre que de l'ordre & de la précision. Heureux ! si l'on trouve que l'Auteur ne se soit pas trop éloigné de son but.

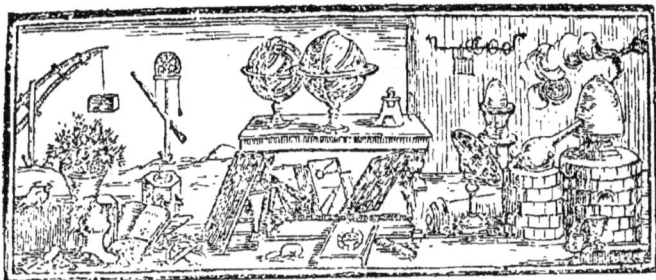

DISSERTATION
ANATOMICO - ACOUSTIQUE.

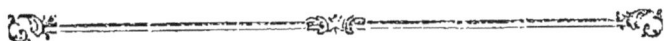

PREMIERE PARTIE.

CONTENANT des Expériences qui tendent à prouver que les rayons sonores n'entrent pas par la Trompe d'Eustache, & qui font connoître une propriété qu'ont presque toutes les parties externes de la tête & quelques-unes du col, de fentir *ou* de propager le fon par le toucher.

SI l'expérience & l'observation font, dans les Sciences, les feules fources des découvertes, il faut auffi convenir que, par une foibleffe inféparable de l'efprit humain, & qui l'empêche d'embraffer fous le même point de vue tous les rapports qu'ont les objets entre eux, nous en déduifons fouvent des conclufions très-éloignées du vrai. C'eft à cette caufe (fi je ne me trompe) qu'il faut rapporter une erreur commife par prefque

(6)

tous ceux qui ont écrit fur l'Anatomie, la Physique & l'Histoire Naturelle ; erreur d'autant plus
pardonnable, qu'elle paroît immédiatement déduite des faits ; erreur que nous croyons pouvoir
mettre ici en évidence.

Lisez les Valsalva, les Winslow, les Heister,
les Le Cat, les de Haller, les Nollet, les Mus-
chembroek, les Geoffroi, &c. &c. (1) ; chez
tous vous trouverez annoncé, qu'un des princi-
paux usages de la Trompe d'Eustache, est de
laisser passer des rayons sonores dans l'oreille.
Deux Observations servent sur-tout de base à cette
prétendue vérité. 1°. Une montre ou un autre
corps sonore, placé entre les dents d'une per-
sonne dure d'oreille, ou dont les oreilles sont
bouchées, produit un son qui lui devient très-
sensible. 2°. Les Sourdauds ouvrent la bouche
quand ils veulent entendre.

Que direz-vous contre ces faits ? (m'objectera
quelqu'un) comment infirmerez-vous la conclu-
sion qu'on en a déduite ? On va le voir. Par le
raisonnement & par l'expérience.

En effet, 1°. la Trompe forme avec la bouche un angle dont la pointe se trouve vers la par-

---

(1) Je ne mets pas de ce nombre Du Verney, parce
que sa façon de penser sur cet article est un peu différente.
Voyez son Traité de l'Org. de l'Ouïe.

tie poftérieure de cette cavité. On voit combien
cette direction doit faire perdre de leur intenfité
aux rayons fonores. 2°. Rien ne concentre le fon ,
rien ne le dirige vers la Trompe. 3°. Les parties
contre lefquelles vient d'abord frapper l'air fonore , font flafques , ce qui doit beaucoup dimi-
nuer fa force. 4°. L'air contenu dans la bouche,
n'eft guere propre à tranfmettre le fon , parce
qu'il a perdu une grande partie de fon élafticité.
5°. La Trompe , qui eft membraneufe en partie,
& dont le calibre eft fort petit , fur-tout dans
certains points de fa longueur (1) , ne laiffe que
très-peu d'intervalle pour le paffage des fons.
6°. Le voile du palais fufpendu devant ces canaux , femble pofé exprès pour renvoyer les fons
avant qu'ils puiffent y parvenir par la bouche.
7°. Enfin , fuppofant que quelques rayons fonores parviennent à enfiler la Trompe , en paffant
par un canal long, mollaffe & étroit, ne doi-
vent ils pas perdre le peu de force qu'ils avoient
pu conferver à travers un fi grand nombre d'obf-
tacles?

Si le raifonnement paroît contraire à la propofition que nous avons entrepris de réfuter , l'expérience ne lui eft pas plus favorable.

_____

(1) La partie offeufe de la Trompe , même dans les
os fecs, admet à peine un ftylet très-mince.

EXPÉRIENCE PREMIERE. Faites parler une perfonne auprès de vous, ou bien approchez de vos oreilles une montre, au point que vous puiffiez entendre fes battemens ; fermez alors votre bouche & votre nez, vous entendrez auffi-bien que fi l'entrée de l'air étoit libre par ces deux cavités. Si vous bouchez les deux oreilles, en introduifant dans chacune d'elles l'extrêmité d'un doigt, & que vous laiffiez la bouche & le nez ouverts, vous n'entendrez rien du tout.

EXPÉRIENCE DEUXIEME. Bouchez les deux oreilles, (j'en bouchai une avec du papier mâché, & l'autre avec le bout du doigt *index*, en faifant cette Expérience) approchez une montre de la bouche ouverte, mettez-la dans cette cavité, portez-la même jufqu'au fond, vous n'entendrez point de bruit, pourvu que la montre ne touche aucune partie de la bouche ; mais fi vous la ferrez entre les dents, vous entendrez mieux fes battemens que fi les oreilles n'étant pas bouchées, vous en approchiez la montre jufqu'au point de contact.

Il fuit de ces Expériences qu'il n'entre point de fon par la Trompe, & que le fluide fonore doit paffer par le conduit auditif externe.

On demandera fans doute pourquoi dans cette feconde Expérience, quand on ferre la montre entre les dents, elle fe fait fi bien entendre ? Il n'eſt pas néceſſaire d'avertir que ce n'eſt pas parce que le ſon entre alors par les Trompes, puiſque quand on met la montre dans le fond de la bouche , & conféquemment plus près de ces canaux, on n'entend pas le moindre bruit. Dans ce cas la ſenſation s'opere , pour ainſi dire, par le *toucher*. Les dents affeᶜtées par le ſon , le tranſmettent, le propagent à l'organe auditif (1).

Ce phénomene tient-il à la propriété qu'ont les dents de *ſentir* ou de propager le ſon , ou bien dépend-il de quelque circonſtance particuliere qu'il faut démêler ? Les Expériences ſuivantes diſſiperont toute eſpece de doute à ce ſujet.

EXPÉRIENCE TROISIEME. Les oreilles étant dans le même état que dans l'Expérience précédente, je mis en l'air ma montre , à une ou deux lignes de diſtance de l'oreille bouchée avec le papier mâché. Point de bruit. Ayant enſuite appliqué la montre ſur le viſage , à une diſtance con-

---

(1) A cette propriété générale , ſe rapportent pluſieurs Phénomenes dont on n'avoit pas ſoupçonné la véritable cauſe. On voit, par exemple , pourquoi, ſi l'on met une épingle entre les dents , & qu'on la frappe, on entend un ſon très-fort, qui n'eſt preſque pas ſenſible pour les plus proches voiſins. Pourquoi un crin tendu , & tenant d'une part aux dents , produit un ſon agréable pour celui qui fait l'expérience , tandis que les voiſins n'entendent qu'un petit bruit ſonrd , &c. &c.

fidérable de l'oreille , j'entendis fes battemens d'une maniere plus diftinĉte, que fi, n'y ayant aucun obftacle dans le canal auditif , j'avois mis dans l'air ma montre , à une moindre diftance de l'organe.

Voyant alors que les dents n'étoient pas les feules parties qui euffent la faculté de *fentir* ou de propager le fon par le *toucher* , je conçus l'idée d'éprouver le degré de fenfibilité , à l'impreffion des fons , des parties du corps humain. Je fis en conféquence l'Expérience fuivante.

EXPÉRIENCE QUATRIEME. Ayant appliqué la montre fur ma tête, fans rien changer à l'appareil des Expériences précédentes , je lui fis parcourir tous les points de fa fuperficie. Je n'apperçus qu'en général les parties garnies de beaucoup de chair , étoient moins fenfibles que celles au-deffous defquelles les os n'étoient pas profondément cachés. Les parties cartilagineufes du nez, furent les feules à ne donner aucune marque de fenfibilité. L'endroit qui me parut répondre le mieux , ce fut l'angle antérieur inférieur du pariétal. Le cartilage des oreilles , l'os coronal, l'occipital & les temporaux , laiffoient fort bien entendre les battemens. Les os quarrés du nez étoient moins fenfibles. A la mâchoire inférieure, j'entendis moins bien. Les levres venoient enfuite. Aux yeux , ou pour mieux dire , aux paupieres ,

le fon fe fit entendre. Je defcendis la montre fur la
partie poftérieure du col ; je l'entendis affez dif-
rinctement , jufqu'à la quatrieme ou cinquieme
vertebre cervicale , mais de telle maniere que la
force du fon alloit en diminuant à mefure que je
defcendois. Aux parties latérales du col, elle ne fe
faifoit bien entendre que vers l'extrêmité fupé-
rieure du *Peaucier*. En devant, fur les parties fupérieures du *Larynx* , je ne l'entendis plus ; je
ne terminai pas là mon travail. Je portai la montre dans la bouche. Le palais me parut affez fen-
fible. La bafe de la langue répondit , mais la
pointe & la face inférieure ne donnerent aucune
marque de fenfibilité. Les dents canines & les
molaires rendirent très-bien , quoique un peu
moins que les incifives, qui font beaucoup plus
fenfibles que l'angle antérieur inférieur du pariétal. La curiofité me porta à appliquer la montre
fur prefque toutes les autres parties du corps, en
aucun endroit, je ne pus l'entendre.

Pour m'affurer de la vérité de ce que j'avois
obfervé, j'ai réitéré ces Expériences plufieurs fois
fur moi-même, & fur d'autres perfonnes ; elles
m'ont toujours donné le même réfultat. J'ai re-
marqué en outre que, fi on applique le mé-
tal de la montre fur la partie du corps qu'on veut
éprouver , on entend mieux qu'en appliquant le
verre, & qu'il eft avantageux, pour bien en-

(12)

tendre, de ferrer un peu la montre contre la partie.

Des trois dernieres Expériences que nous venons de rapporter, il réfulte que prefque toutes les parties externes de la tête, peuvent recevoir, tranfmettre, propager *par le toucher* l'impreffion des corps fonores ; propriété qui pourroit bien tenir en partie à la diftribution de la portion dure du nerf auditif (1), & qui femble refufée à tou-

(1) Nous croyons devoir faire remarquer ici que vers les parties cartilagineufes du nez, & vers la quatrieme ou cinquieme vertebre cervicale ; en un mot, que dans tous les endroits où l'on ne trouve ni le nerf dur, ni aucun des nerfs avec lefquels il communique, le fon ceffe de s'y faire entendre, tandis qu'on entend le corps fonore à peu-près de toutes les parties auxquelles fe diftribue la portion dure, ou quelqu'un des nerfs avec lefquels celle-ci s'anoftomofe. Cette confidération donne lieu de conjecturer que ce n'eft pas uniquement par la vibration des pieces offeufes, que le fon fe propage dans nos Expériences, mais que la portion dure du nerf de la feptieme paire, contribue alors pour fa part à l'audition, & conféquemment que ce nerf a une action décidée fur l'organe auditif. Au furplus, cette liaifon, cette action du nerf dur fur l'organe immédiat de l'ouïe, femble affez bien conftatée par deux Obfervations que cite M. de Haller. La premiere, c'eft qu'une plaie faite au mufcle *Maffeter*, occafionna la furdité. Par la feconde, il paroît qu'une perfonne perdit l'ouïe pour avoir effuyé une compreffion trop forte à la gorge ; *voyez Elem. Phyf. tom. V*, pag. 297. L'Obfervation fuivante

les autres parties du corps , à l'exception de elques-unes du col. Cependant , dans des circonſtances particulieres , d'autres parties du corps peuvent auſſi ſentir le ſon. Ainſi un Chirurgien qui touche par le moyen d'une algalie , un calcul contenu dans la veſſie urinaire , entend , pour ainſi dire , au bout de ſes doigts le ſon que rend la pierre frappée par la ſonde , tand:s que les Aſſiſtans , & ceux même qui approchent l'oreille

---

nous paroît auſſi capable de concourir à fixer les droits du nerf dur ſur l'organe immédiat de l'ouïe.

Après quelques tentatives infruĉtueuſes, nous parvinmes, M. Tarbés , Maître en Chirurgie de Touloufe , & moi, à faire ſur un chien la ſeĉtion de la portion dure du nerf auditif tout près de ſa ſortie du crâne, par le trou *Stilo-maſtoïdien.* Nous crûmes nous appercevoir , dans les cinq à ſix jours que nous laiſsâmes vivre l'animal , qu'il avoit perdu l'ouïe , ou dumoins que l'exercice de ce ſens étoit bien altéré. Il eſt vrai que les agitations continuelles qu'éprouvoit le chien , ne nous permirent pas d'ôter toute incertitude à cet égard. Nous avouerons auſſi , que quelques précautions négligées , & l'infeĉtion que répandoient les plaies dans les chaleurs du mois de Juin 1781 , nous empêcherent de nous aſſurer , par la diſſeĉtion , ſi la ſeĉtion du nerf avoit été bien faite des deux côtés , & quelles étoient les parties qui avoient été léſées. En faveur de ceux qui ſeroient bien-aiſes de faire des recherches encore néceſſaires ſur cet objet intéreſſant , que nous ne perdons pas de vue , nous ajouterons que cette opération exige beaucoup de patience & de dextérité , & qu'un des grands

de la veffie , autant que celui qui fonde en approche fes doigts , n'entendent pas le moindre bruit , &c.

On voit par tout ce que nous venons de dire , du *toucher du fon* , que le fens de l'ouïe n'eſt pas circonſcrit dans un point, comme ceux de la vue , du goût & de l'odorat, qu'il s'étend conſidérablement au-delà de fon organe , & qu'il

---

obſtacles que l'on rencontre , c'eſt une hémorragie conſidérable , produire par l'ouverture preſque inévitable d'une branche de la veine jugulaire externe , qui traverſe la parotide dans les chiens. Cette opération feroit-elle plus facile dans d'autres claſſes d'animaux ? Quoi qu'il en foit, ſi la portion dure a des relations ſi marquées avec l'organe auditif, dans l s cas de douleur d'oreille , de paralyſie de la portion molle , &c. &c. , ne pourroit-on pas eſpérer quelque avantage des topiques appropriés au dérangement qu'on ſoupçonneroit dans l'organe , & appliqués ſur le trajet de la portion dure ? M. Maſars de Cazeles, Docteur en Médecine de Montpellier , Correſpondant de la Société Royale de Médecine , & Membre de pluſieurs Académies , qui applique à Touloufe, avec autant de conſtance que de ſuccès , l'Électricité aux Maladies dans leſquelles on peut eſpérer un avantage de ce ſecours , a , d'après ces vues , employé l'Électricité ſur quelques Sourdauds , chez leſquels il ſoupçonnoit un état d'atonie dans la portion molle du nerf auditif. Il a tiré à ces Sourds des étincelles de preſque toutes les parties qui *ſentent le ſon par le toucher* , & il ne paroît pas que ſes tentatives aient été entierement dénuées de ſuccès.

fait la nuance entre le toucher & les autres fens ;
mais il eft temps de revenir à notre fujet.

Après avoir prouvé par le raifonnement, qu'il
ne doit point entrer du fon par les trompes ; après
avoir démontré par l'expérience qu'il n'en entre
point par cette voie ; après avoir affigné la véritable raifon, pour laquelle un fourd, ou une
perfonne qui a les oreilles bouchées, entend un
corps fonore placé entre fes dents ; il nous refte
à faire voir que fi un fourdaud ouvre la bouche
quand il veut entendre, on n'en peut rien conclure en faveur du paffage du fon par les trompes dans les oreilles. Pour parvenir à notre but,
il fuffira de rapporter quelques faits analogues.

Un Peintre qui eft frappé de la vérité d'un
tableau ; un homme qui voit un objet éclatant
pour la premiere fois, ou qui apprend un évé-
nement auquel il n'avoit pas lieu de s'attendre,
&c. ces perfonnes (dis-je) ouvrent auffi la bouche ; il eft peu de gens qui n'aient fait cette re-
marque, & on a lieu d'être furpris qu'elle ait
échappé au Pline de notre fiecle. « Dans l'admi-
» ration, la furprife, l'étonnement, (fe con-
tente-t-il de dire) » tout mouvement eft fuf-
» pendu, on refte dans la même attitude. »
(Buff. Hift. Nat. de l'homme, de l'âge viril, tom.
2, *in*-4°. pag. 533.)

Eft-il quelque trompe, quelque canal qui

puisse servir à expliquer ces faits ? N'est-il pas naturel de penser que tant dans l'admiration, que quand un sourdaud fait effort pour entendre, l'ouverture de la bouche tient à un relâchement passif des muscles releveurs de la machoire inférieure, relâchement qui dépend d'un transport de force ou de sensibilité de ces muscles vers le cerveau dans l'admiration, & vers l'organe de l'ouïe quand le sourd veut entendre ?

Nous laissons cette conjecture à apprécier aux Philosophes, pour nous occuper de quelques objections qu'on pourroit proposer.

Quand la trompe se trouve obstruée (dira-t-on) les sons cessent de se faire entendre, suivant l'observation de Valsalva & de quelques autres Auteurs. Donc la trompe est nécessaire pour le passage des sons dans l'oreille.

La conséquence de cet argument peut être niée. En voici la preuve : mettez sur l'oreille externe un corps quelconque plat ou convexe qui empêche l'accès de l'air dans l'oreille, serrez un peu ce corps contre les parties qu'il couvre, vous entendrez un bourdonnement qui rend la perception des sons difficile, même par l'oreille qui n'est pas bouchée. Ce bourdonnement ne peut-il pas avoir lieu lorsque la trompe est obstruée ; & dès lors est-il difficile d'expliquer comment la faculté d'ouïr se perd dans ce cas ?

(17)

La rétroceffion empêchée de l'air, le manque
de renouvellement de ce fluide dans la caiffe du
tambour, le défaut de vapeurs aqueufes qui vien-
nent avec l'air de la bouche dans le tambour,
le changement dans la maniere d'être de la trompe, &c. (1), ne peuvent-ils pas produire cet
effet ?

Dans les reptiles (continuera-t-on d'objeêter)
on obferve que ceux qui ont un timpan cartilagi-
neux ou folide, tels que les Grenouilles (2), les
Tortues, le Caméléon (3) ont une trompe, tandis que ceux qui ont un timpan mince & délicat,
comme le Léfard (4), n'ont point de pareil
conduit.

Cette objeêtion auroit quelque force, fi dans
tous les animaux, dont l'extérieur de l'oreille eft
conformé peu avantageufement, on obfervoit
une trompe qui manquât à tous ceux dont le timpan feroit bien difpofé, ou bien fi tous les ani-

---

(1) Un Leêteur intelligent fera aifément l'application de
cette réponfe aux cas de rhume & d'autres légers embarras
de ce canal.

(2) *Voyez* le Mém. de M. Geoffroi fur l'organe de l'ouïe
des reptiles, inféré dans le fecond Volume des Mém. des
Sav. Étrang. de l'Ac. Roy. des Sci.

(3) *Voyez* Valifnieri iftoria del Cameleonte Affricano,
in Venezia 1715, in-4°.

(4) *Voyez* le Mém. cité de M. Geoffroi.

B

maux qui ont ce canal, entendoient beaucoup
mieux que ceux chez qui il manque, tout étant
égal d'ailleurs ; mais il eſt de fait que la *Vipere*,
la *Couleuvre*, l'*Orvet*, la *Salamandre aquatique*,
&c. ont l'organe de l'ouïe très-profondément ca-
ché, qu'ils n'ont point de trompe (1), il ne paroît pourtant pas qu'ils entendent moins bien que
la Grenouille, le Caméléon, & la Tortue, & ſur-
tout que ces deux derniers reptiles, qui, comme
la Grenouille, ſont pourvus de ce canal. L'Anatomie comparée ne dit donc rien de déciſif en faveur du paſſage du ſon par les trompes.

La derniere difficulté qui mérite notre attention, eſt celle-ci : l'air entre par la *trompe* dans
l'oreille ; ainſi le ſon dont l'air eſt le véhicule,
doit y pénétrer par cette voie.

Nous pourrions répondre à cette objection que
de même qu'on ne peut exiger qu'une perſonne,
ſituée vers la baſe d'une montagne, entende le
ſon direct d'un Cor de chaſſe, *par exemple*,
placé au côté oppoſé de la montagne, quoique
celle-ci ſoit entourée d'air, de même de ce que

---

(1) M. Geoffroi, dans le Mém. cité, aſſure que Valiſnieri
s'eſt trompé lorſqu'il a avancé que les Léſards & les Serpens
avoient une trompe : M. Geoffroi eſt ſurpris avec raiſon que
Valiſnieri, qui voyoit ſi bien des objets qui n'exiſtoient
pas, n'ait pas apperçu la trompe fort large de la Grenouille.

l'air de la bouche communique d'une part avec l'air de la *trompe*, & par là avec celui de la caiſſe du *tambour*, & d'autre part avec l'atmoſphere, on ne peut en conclure que le ſon arrive néceſſairement par la trompe dans l'oreille ; on nous preſſeroit peut-être alors, en diſant qu'il n'y a point de montagne devant les trompes, nous prierions dans ce cas,nos Adverſaires de ne pas oublier les nombreuſes cauſes d'affoibliſſement & de deſtruction qui ſe préſentent au ſon, qui ſe dirige vers les trompes, & que nous avons détaillées, *pag.* 6 & 7 de ce Mémoire.

Nous pourrions encore tirer un grand parti de pluſieurs obſervations d'anatomie comparée (1) & autres ; mais nous renoncerons à tous ces avantages, ſi on l'exige, pour faire une réponſe plus directe.

Le raiſonnement porte à croire que le ſon doit entrer par les *trompes* dans l'oreille : l'expérience prouve qu'il n'y en entre point par cette voie (2) ;

---

(1) Il ſuffira de remarquer, en paſſant, que dans les enfans, les jeunes chiens, &c. le pavillon de la trompe, encore membraneux, (ainſi que je l'ai obſervé) ne laiſſe qu'une eſpece de fente, qui ſemble ne permettre à l'air de pénétrer dans la trompe que lorſque ſubiſſant une preſſion conſidérable, il ne peut s'échapper par aucune autre ouverture.

(2) Reliſez ici ſoigneuſement notre premiere expérience,

auquel des deux convient-il de s'en rapporter ?

Quelque parti que l'on prenne dans une quef-
tion auffi fimple, je perfifterai à croire que ceux
qui ne jugeront pas fur un feul fait, mais qui ne
fe décideront que fur l'enfemble de nos preuves,
feront en droit de conclure,

1°. Qu'il n'entre point de fon dans l'oreille
par les *trompes*, ou dumoins que dans les cas
que nous avons propofés il n'y en entre point,
& qu'il n'eft ni prouvé ni probable qu'il y en entre dans d'autres circonftances (1).

2°. Que prefque toutes les parties externes de

& faites attention que dans la deuxieme tentative, malgré
que l'on mette la montre dans le fond de la bouche, & par
conféquent le plus près poffible des trompes, elle ne fe
fait point du tout entendre, à moins qu'elle ne touche
quelque partie folide.

(1) Nous croyons devoir renvoyer ceux à qui il refte-
roit quelque doute fur cette propofition, à un livre ita-
lien de M. *Louis Conventati* : cet Ouvrage, annoncé dans
le Journal Encyclopédique du 15 Juillet 1778, parut à
Venife à-peu-près dans le temps où mes expériences furent
connues & approuvées de la Société Royale de Médecine.
Dans le livre de M. Conventati on ne trouve aucune expérience, mais bien une férie de raifonnemens, qui, quoique
très-différens des miens, ne tendent pas moins directement
à refufer aux rayons fonores l'entrée par la *trompe*. *Voyez*
à ce fujet ma lettre inférée dans le Journal de Paris du 7
Août 1778.

la tête , & quelques-unes du col, ont la propriété de *fentir* , tranfmettre ou propager le fon
par le *toucher* , c'eft-à-dire , quand le corps
fonore les touche immédiatement.

Cette propriété de *fentir le fon par le toucher*
ne feroit-elle que curieufe ? Ne pourroit-elle pas
conduire à quelque pratique utile? Si lorfque les
oreilles font bouchées , en appliquant un corps
fonore fur différentes régions de la tête , on par-
vient à l'entendre , n'y a-t-il pas lieu de croire
que les fourds pourroient en être affectés , &
même entendre les difcours fuivis qu'on voudroit
leur adreffer, fi la perfonne qui parleroit appli-
quoit fa bouche fur une des parties reconnues
pour les plus fenfibles , comme les dents & la
région temporale , ou bien fi elle parloit dans un
tube qui fût immédiatement appliqué fur une de
ces parties ?

Dans la vue d'éclaircir ces doutes , j'ai fait ,
fur plufieurs des fourds & muets que M. l'Abbé
de l'Epée prend la peine d'inftruire à Paris, quelques expériences, qui , pour n'avoir pas été affez
fuivies , ne laiffent pourtant pas d'offrir des points
intéreffans. On en verra le détail dans la feconde
partie.

Fin de la premiere Partie.

125

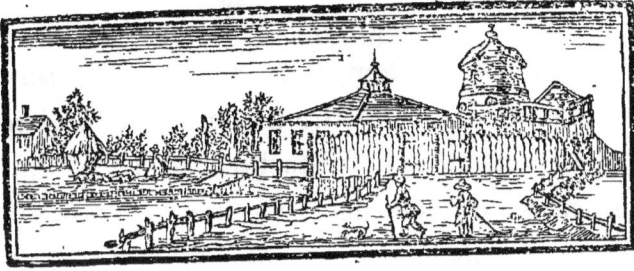

DISSERTATION

ANATOMICO-ACOUSTIQUE.

SECONDE PARTIE.

CONTENANT un essai d'expériences, fait à Paris en 1777, sur des Sourds & Muets de Mr. l'Abbé de l'Épée.

J'AI annoncé à la fin de la premiere partie de ce Mémoire que j'avois fait quelques expériences pour savoir si les sourds & muets pourroient *sentir le son par le toucher*, & pour voir si on ne pourroit pas tirer parti de cette propriété, en cas qu'ils la possédassent, pour leur faire entendre des discours suivis. Je crois ne pouvoir exposer plus clairement mon travail, qu'en en faisant l'historique.

A la fin d'Août 1777, étant allé chez M. 'Abbé de l'Épée, je mis une montre entre les

dents , & fur les tempes de neuf à dix fourds ;
leur empreſſement à mettre de nouveau la montre
fur ces parties , leur ſatisfaction , les geſtes imitatifs du mouvement de la montre , tout nous fit
connoître qu'ils en avoient entendu le ſon. Je fis
remarquer ce phénomene à M. l'Abbé de *l'Épée* ,
qui n'eut pas de la peine à l'expliquer , quand je
lui eus fait part des expériences que j'ai rappor-
tées dans la premiere partie de cette Diſſertation·
Il eut alors la bonté de me communiquer une
obſervation dont je n'avois pas connoiſſance , &
que je crois aſſez importante pour devoir la rapporter ici en entier.

« *Emmanuel Ramireſius de Carione* , (dit le Dr·
» *Sach*) a rendu la parole & l'ouïe à beaucoup de
» muets & fourds. J'ai appris ſon ſecret dans les
» converſations que j'ai eues avec lui & par de
» longues méditations : Pierre de Caſtro , pre-
» mier Médecin du Duc de Mentoue , y a auſſi
» très-bien réuſſi. (*Voyez ſon traité de Coloſtro* ,
» *chap*. 3 , *pag*. 18 ,) voici la méthode que
» ce dernier employoit , & qu'il s'eſt fait alors
» une peine de publier. Toute la difficulté con-
» ſiſte dans un peu d'adreſſe & de patience , &
» Caſtro aſſure que dans l'eſpace de deux mois,
» avec des ſoins & de l'aſſiduité , il avoit mis
» un enfant de Vergana en Biſcaye , fourd &
» muet de naiſſance , en état de prononcer par-

» faitement toutes fortes de mots, & d'exprimer
» toutes fes penfées. Il faut premierement purger
» & évacuer la perfonne muette felon fon tempé-
» rament ; elle doit l'être enfuite d'une maniere
» particuliere avec l'ellébore noir ou fon extrait ,
» qu'on fera prendre en forme de pillules ; ou bien
» l'on fait une décoction d'une dragme de la racine
» de cette plante , dont l'Auteur de ce remede
» prenoit trois onces, dans lefquelles il faifoit infu-
» fer pendant une nuit deux dragmes d'Agaric , &
» il ajoutoit à la colature deux onces de firop de
» Cufcutte. Le cerveau du muet ayant été purgé
» par ce remede une ou deux fois , fuivant le
» befoin , on lui rafera la tête fur la future co-
» ronale de la largeur de la main : on lui oin-
» dra enfuite la partie rafée avec le liniment
» fuivant.

> *P.* Eau-de-vie , trois onces.
> Salpêtre ou nitre purifié , deux dragmes.
> Huile d'amandes ameres , une once.

» On fait bouillir enfemble le tout jufqu'à ce
» que l'eau-de-vie foit confumée : on y ajoute
» enfuite une once d'eau de Nenuphar ; & en
» agitant ce mélange avec une fpatule , on le
» réduit en forme de liniment, dont on frottera
» une fois chaque jour l'endroit de la tête qui
» aura été rafé, principalement le foir, lorfque

» le muet se mettra au lit ; & le matin après
» avoir nettoyé les conduits excrétoires du cer-
» veau, tels que les oreilles, les narines, le
» palais, qu'il aura mâché un grain de maftic,
» ou un petit morceau de réglisse, ou plu-
» tôt la pâte faite avec du suc de réglisse,
» du maftic, de l'ambre & du musc, qu'il
» se fera bien peigné le derriere de la tête
» avec un peigne d'ivoire, & qu'il se sera
» lavé le visage, on lui parlera sur la future co-
» ronale qui aura été rafée ; on fera bien surpris
» que le sourd & muet *entendra diſtinctement*
» *de cette façon, la voix de celui qui lui par-*
» *lera, ce qu'il n'auroit jamais pu faire par les*
» *oreilles.* S'il ne fait pas lire, il faudra commen-
» cer alors par lui donner les lettres de l'alpha-
» beth, & lui répéter ensuite souvent chaque
» lettre, jusqu'à ce que lui-même puiffe en for-
» mer le son, & les prononcer comme elles doi-
» vent l'être, ce qu'il faudra continuer pendant
» plusieurs jours, & des lettres paffer aux mots.
» On lui montrera auffi différentes chofes d'un
» ufage ordinaire pour qu'il puiffe en apprendre
» les noms, & on lui tiendra ensuite des difcours
» fuivis qu'on lui répetera souvent, pour qu'il
» s'inftruife de la maniere d'arranger les phrafes.
» Pendant la premiere quinzaine, il apprendra
» d'une maniere furprenante la dénomination de

» quantité de chofes. S'il avoit d'abord quelque
» peine à les retenir, cela lui deviendra de jour
» en jour moins difficile, & on fera étonné
» dans la fuite, de fon attention à s'appliquer à
» acquérir de la facilité à parler. »

Cette obfervation manufcrite du Doct. *Caftro*
a été donnée par le Doct. *Sach* ; on la trouve
dans les *Ephémérides des curieux de la Nat. an-*
née 1670, obf. 35 ; elle eft auffi rapportée dans
le *troifieme vol. de la Coll. Acad. pag.* 9.

Encouragé par l'apparence du fuccès en voyant
que plufieurs fourds avoient entendu le fon de la
montre, par l'obfervation de Caftro & par les
offres que me fit obligeamment M. l'Abbé de
l'Epée, de me laiffer examiner plufieurs fourds
& muets, je réfolus de commencer au plutôt
les expériences que j'avois projetées ; mais les
vacances que ce Prêtre refpectable a coutume de
donner tous les ans à fes Éleves, pour fe délaf-
fer de fes glorieux & pénibles travaux, commen-
cerent : les fourds allerent à la campagne ; & ce
ne fut qu'au mois d'octobre fuivant, que je pus
faire fur les fourds, qui étoient fous la direction
de Madame Chevrau, les tentatives fuivantes.

EXPÉRIENCE PREMIERE.

Je pris tous les fourds confiés aux foins de
Madame Chevrau, les uns après les autres ; je

leur appliquai à tous la montre fur toutes les parties que j'avois reconnu fenfibles à l'impreffion
du fon. Je leur criai enfuite à tous fur les Tempes,
au moyen d'un Cornet cylindrique (1) de fer blanc
échancré à fes deux extrêmités : voici ce que
j'obfervai :

Noms des Sourds.	Leur âge.	Parties fenfibles.
1. Le Blond	10 ½	Les dents., le bruit du Cor-net (2).
2. Didier.	15 . .	Les dents , le fommet de la tête. Par le cornet.
3. Le Pot	6 . .	Les oreilles , toutes les par-ties fenfibles. Par le cornet.
4. M. de Solar (3).	15 . .	Les Dents. Par le cornet.
5. Auguftin Rouffet.	16 . .	La langue, les dents.
6. M. de la Pujane.	16 . .	Les dents. Par le cornet.
7. Arbomont. . . .	20 . .	N'entendit ni la montre ni le bruit du cornet.

(1) Ce Cornet, ou plutôt ce Cylindre cieux, a 7 pou-
ces de longueur, fon diametre tranfverfal eft d'un pouce
& demi. Les échancrures font femi-lunaires, leur ouverture eft de 4 ou 5 lignes. L'une de ces échancrures fert à
laiffer placer les levres plus commodément, l'autre donne
iffue à l'air fonore. On pourroit fe paffer de la premiere ;
mais fans la derniere, il n'y auroit point de fon.

(2) Cette expreffion, *par le Cornet*, dans cette Expérience, fignifie que le Sourd a entendu le bruit que no u
faifions fur fes tempes au moyen du Cylindre creux. Les
parties nommées dans cette Table, indiquent que le Sourd
a entendu par ces parties le fon de la montre.

(3) Celui-ci a donné lieu à une Caufe célebre.

Noms des Sourds.	Leur âge.	Parties sensibles.
8. Bruer.	14 . .	Partie postérieure de la tête, les tempes. Par le cornet.
9. Faucher.	14 . .	Les oreilles, les dents, les tempes, le front. Par le cor.
10. Delisle.	10 . .	Par le cornet.
11. Masson.	7 ½	Les dents, les tempes, le sommet de la tête. Par le cor.
12. Un Garçon Serrurier, qui se trouva par hasard chez Madame Chevrau.	35 . .	Toutes les parties sensibles. Par le cornet.
13. Chaumont. . .	14 . .	Les oreilles, le bout du nez, toutes les parties sensibles, excepté la tempe droite. Par le cornet du côté gauche seulement.
14. Mercier	13 ½	Les oreilles, les tempes, les branches & le corps de la mâchoire inférieure, les dents, le front. Par le cor.
15. Mongolfier . .	12 ½	Les dents. Par le cornet.
16. Charles-Louis, dit de l'Hôtel-Dieu	13 . .	Toutes les parties sensibles, excepté la langue. Par le corn.

Celui-ci nous présenta des singularités frappantes ; 1°. lorsque je lui appliquai la montre sur le sommet de la tête, il marqua un sentiment de douleur. Je voulus voir s'il n'y avoit point de mal à l'endroit de la tête, sur lequel portoit ma montre, je n'y pus rien trouver. Je remarquai ensuite le même phénomene aux tempes & au front ; 2°. il nous fit entendre, par des signes, que l'effet de la montre ne se bornoit pas à l'endroit où elle étoit appliquée, mais que le son se portoit en maniere de trait ou de fusée à des endroits éloignés. Nous allons donner le tableau des points de correspondance que nous observâmes, & dont nous prîmes note, à mesure que le sourd & muet nous les indiquoit. Nous avions suivi cette méthode, en dressant la table précédente.

Points d'appui ou d'application	*Points de Correspondance.*
1. Le palais.	Le milieu de la face, le trajet de la suture sagittale, jusqu'à la partie supérieure de l'occipital.

Mâchoire inférieure.

2. Angles. .	Le droit. . .	La tempe du même côté.
	Le gauche. .	La tempe & le coronal du même côté.
3. Le Corps.	Partie latérale, droite. .	La tempe & le coronal du même côté.
	Partie latérale, gauche.	*Id.*
4. Le Menton.		Le gosier, les branches de la mâchoire, le muscle Peaucier vers les angles de la mâchoire.
5. Les Dents.		Effet local.
6. Les Oreilles		Effet local.

Partie moyenne des temporaux.

7	Partie droite. .	Le coronal de ce côté, la partie supérieure du pariétal gauche.
	Partie gauche .	Le pariétal de ce côté ; angles antérieurs & postérieurs supérieurs.

Le Front.

8	Partie moyenne.	Le milieu de l'occipital, le trajet de la suture sagittale.
	Parties latérales	Le sommet de la tête.

Points d'appui ou d'application	Points de Correspondance.
9 . . . . Os quarrés du nez.	Sommet de la tête, les tempes
Paupieres.	
10 . . . . { Droite	Le temporal, l'occipital, le front du même côté.
{ Gauche	Id. Id.
Tempes.	
11 . . . . . { Droite	La tempe oppofée.
{ Gauche	Id.
12 . . . . Occipital	Les tempes & le front.
13 . . . . Vertebres cervicales fupérieures . .	Les oreilles, l'occipital, le front, les tempes.

Ayant enfuite appliqué la montre fur les extrêmités fupérieures, nous les trouvâmes fenfibles, & nous nous apperçûmes que fur ces parties, l'effet de la montre n'étoit pas non plus purement local; voici les rapports que nous obfervâmes.

Points d'application.	Points de Correfpondance.
1. Le bout des doigts du côté de la paume de la main. .	La paume de la main.
2. La paume de la main. . .	Le carpe vers les os de l'avant-bras.
3. Dos de la main	Effet local.
Milieu de l'Avant-Bras.	
4 . . . { Partie externe. . . .	Le coude extérieurement.
{ Partie interne. . . .	Le coude, le carpe intérieurement.
Milieu du Bras.	
5 . . . { Partie externe. . . .	L'aiffelle, le carpe extérieurement.
{ Partie interne. . . .	L'aiffelle.

La curiosité nous ayant porté à appliquer la montre fur quelques autres parties, nous remarquâmes qu'étant appliquée fur la clavicule, elle répondoit à l'aiffelle du même côté. Au creux de l'eftomac, l'effet fe portoit vers la *glotte*, en fuivant le trajet de la *trachée*. Au bas-ventre, elle ne fe fit pas entendre. Il ne l'entendit pas fur les vertebres du dos.

Je crois devoir faire remarquer ici que des fourds, fur lefquels j'avois appliqué ma montre au mois d'Août, je n'en reconnus que deux, *Faucher* & *Maffon*, parmi ceux qui furent foumis à la préfente expérience ; de maniere qu'on peut compter encore fix à fept fourds qui ont entendu le fon de la montre par certaines parties. On pourroit ajouter à ce nombre un Sujet que M. Vicq-d'Azyr, Docteur-Régent de la Faculté de Médecine de Paris, Membre de l'Académie Royale des Sciences, Secrétaire perpétuel de la Société Royale de Médecine, &c. eut occafion d'examiner, après que mes expériences eurent été lues à la Société Royale de Médecine, il lui trouva (s'il m'en fouvient bien) les dents & le front fenfibles au fon de la montre.

EXPÉRIENCE DEUXIEME.

Nous mîmes la montre à une ou deux lignes de diftance des oreilles de chacun des fourds de l'expérience l'expérience précédente ; nous la portâmes dans l'intérieur de la bouche, obfervant qu'elle ne touchât aucune partie, aucun d'eux ne l'entendit.

EXPÉRIENCE TROISIEME.

Ayant pris deux des fourds & muets, fur lefquels nous avions fait les expériences précédentes, *Mercier & Mongolfier*, nous leur criâmes avec notre Cornet fur les tempes, le front, les pariétaux, l'occipital, le corps de la mâchoire inférieure, les oreilles. Il nous parut qu'ils entendoient le bruit dans tous ces endroits, puifqu'ils poufloient des cris, d'abord que nous avions donné des fons (1) ; mais que l'endroit par où ils entendoient le mieux, c'étoit la région temporale. Comme je craignois que l'impreffion de l'air agité par la bouche, ne fuffit pour leur faire produire quelque fon, après avoir crié, fans avertir le fourd, je foufflois fur la partie, alors il ne difoit rien, ou bien il faifoit fortir de l'air de fa bouche fans bruit. Nous eûmes à-peu-près le même réfultat, en faifant du bruit fur ces mêmes parties avec la bouche nue.

(1) De même que nous connoiffions par des fignes & des geftes imitatifs, que les fourds entendoient la montre, les fignes joints aux cris que Madame Chevrau leur avoit dit de poufler, nous faifoient appercevoir qu'ils étoient frappés par nos fons.

C

EXPÉRIENCE QUATRIEME.

Il nous restoit à examiner, si une de ces parties étant exercée, elle ne pourroit pas suppléer jusqu'à un certain point à l'organe auditif. Nous crûmes qu'il falloit, pour parvenir à notre but, dire à chacun des sourds que nous prendrions, un ou deux mots, sonores & faciles à prononcer, & les répéter plusieurs fois dans la journée pendant huit à dix jours sur la même partie, en nous servant de notre Cornet. Nous prîmes les deux sourds de l'expérience précédente ; nous choisîmes la région temporale comme la plus commode, & une des plus sensibles (1) ; nous adoptâmes pour Mercier les mots *Papa*, *Toutou* (2), & pour l'autre *Mama* & *pain* ; comme je ne pouvois voir les sourds & muets que le mardi & le vendredi après dîné, je fus obligé de prier Madame *Chevrau* de répéter deux ou trois fois dans la journée, à chacun des deux

___

(1) Les dents propagent mieux le son de la voix que les tempes, ainsi que je m'en suis assuré sur des sourds & muets, mais on voit que cet endroit n'est commode ni pour le sourd ni pour l'instituteur.

(2) C'est par de pareils mots que l'Illustre Mr. l'Abbé de l'Épée à Paris, & Mr. l'Abbé du Bourg à Toulouse, commencent à apprendre leurs sourds à parler.

fourds, les mots que nous lui avions affignés. Cette digne Inftitutrice me promit fort obligeamment de s'acquitter de fa commiffion avec toute l'exactitude poffible. Dix jours après, le premier répétoit fes deux mots, mais non pas fans fe tromper quelquefois, & prendre un mot pour l'autre. Il eft bon de remarquer que celui-ci prononçoit plufieurs mots avant que nous entrepriffions notre expérience, & que *Papa* étoit un des mots qu'il articuloit le mieux, le fecond qui ne favoit point parler du tout, donnoit deux fons après le mot de deux fillabes, & un feul après le mot *pain*; mais il ne prononça jamais diftinctement aucun de ces mots.

Tel eft le point où l'impoffibilité de fuivre ces Sourds à ma fantaifie, & d'autres raifons qu'il eft inutile de détailler ici, m'obligerent à fufpendre mes recherches. Nous terminerons ce Mémoire par quelques Réflexions relatives aux Expériences que nous venons de rapporter.

REMARQUE PREMIERE.

La premiere de nos expériences nous fait connoître, 1°. que prefque tous les fourds & muets ont la propriété de *fentir le fon par le toucher*; 2°. Qu'il y a des variétés très-confidérables par rapport au nombre & à la nature des parties,

C ij

par lefquelles ces fourds peuvent entendre (1) ;
voici une obfervation , qui, pour avoir été faite
fur une fourde par accident, n'en mérite pas
moins de trouver place ici , à caufe des fingula-
rités qu'elle préfente.

Madame Hautcœur, demeurant à Paris , rue
aux Ours , étoit âgée d'environ cinquante-
cinq ans lorfque je l'examinai ; (vers la fin
de Septembre 1777) elle avoit perdu l'ouïe depuis fix ans, époque de la ceffation du flux
menftruel chez elle ; elle fut tellement fourde
durant à-peu-près l'efpace de quatre années, que
fi on avoit tiré auprès d'elle un canon, (c'eft
ainfi qu'elle s'exprimoit) elle n'auroit pas pu en
entendre le bruit. Elle entendit enfuite un peu
de l'oreille droite, de maniere que lorfqu'on parloit diftinctement tout près de cette oreille, fur
le ton ordinaire de la converfation , on fe faifoit
entendre : cet état fe foutenoit lorfque je vis
cette Dame , mais l'oreille gauche étoit dans un
état d'infenfibilité parfaite. On avoit beau crier,
corner à cette oreille, la Malade n'entendoit rien ;

---

(1) Ces variétés très-ordinaires chez les fourds , je ne
les ai jamais obfervées chez les perfonnes qui entendent
bien, quoique j'aie fait des effais fur un grand nombre de
ces dernieres perfonnes. Ce fait, femble mériter quelque
attention.

ellè fe plaignoit d'avoir le matin la bouche mau-
vaife. Elle entendoit toujours dans la tête, &
principalement du côté gauche, un bourdonnement qui devenoit plus incommode quand le temps
étoit humide, il lui fembloit alors que des nap-
pes d'eau couloient dans fa tête. Elle rapportoit
qu'on lui avoit donné plufieurs médecines, qu'on
lui avoit appliqué un véficatoire à la nuque, quelque temps avant qu'elle commençât à recouvrer
la faculté d'ouïr un peu de l'oreille droite, &
qu'il y avoit apparence que c'étoit à ces remedes
qu'étoit dû fon petit foulagement. J'appliquai ma
montre fur le vifage & fur le col de cette Dame,
(je ne la mis point fur fa tête, parce que fa
coëffure s'y oppofoit) elle entendit affez bien à
toutes les parties fenfibles du côté droit. Tout le
côté gauche, les dents même de ce côté étoient
infenfibles. A la partie poftérieure du col fupé-
rieurement, elle entendit affez bien.

3°. Le dernier Sourd de cette premiere Expé-
rience nous préfente deux Phénomenes furprenans; le premier, c'eft la douleur qu'il a reffen-
tie à l'occafion de la perception du fon de la
montre; le fecond, c'eft que l'effet de la montre
n'étoit pas purement local.

4°. Ce même fourd nous prouve que la propriété de fentir le fon par le toucher, eft indé-
finie. En parlant de cette propriété, je ne dois

pas manquer de dire que je vis à Paris en Octobre 1777 , dans la rue de Grenelle , Fauxbourg
Saint-Germain , une Couturiere , *Mademoiselle
Pagez* , qui étant sourde depuis plus de dix ans,
au point qu'il falloit parler bien haut à son oreille
pour se faire entendre , entendoit fort bi..n le
bruit que faisoit l'éguille entre ses doigts quand
elle cousoit. M. Vicq-d'Azyr , connoît une De-
moiselle sourde qui prend plaisir à serrer une
harpe entre ses mains dans le temps où on en
pince les cordes. J'ai vu une Dame sourde par
accident , qui entendoit le son d'une montre
qu'elle tenoit dans ses mains.

La propriété de *sentir le son* par les mains ,
&c. que ne possedent qu'en certaines circonstan-
ces les personnes qui entendent bien , seroit-elle
plus développée chez les Sourds ? Les Observations que nous venons de rapporter , & plusieurs
autres , semblent l'annoncer; cependant , ayant
mis la montre entre les mains de deux ou trois
Sourds de M. l'Abbé de l'Epée , aucun d'eux
ne parut l'entendre.

Il est bon d'avertir ici , qu'en faisant sur ces
sourds notre premiere expérience plusieurs fois,
on a quelque différence dans les résultats. Différence qui paroît dépendre , ou de ce que la montre n'est pas appliquée exactement au même endroit , ou de ce qu'elle n'est pas tenue e même

intervalle de temps fur la partie, ou bien de ce qu'elle n'eft pas ferrée également dans lçs différentes tentatives, ou bien enfin, de ce que le fourd ne veut pas fe prêter à entendre, fuivant l'intention de l'obfervateur.

REMARQUE DEUXIEME.

La feconde expérience prouve, que les fourds qui ont entendu le fon dans la premiere expérience, ne l'ont entendu qu'en vertu de la propriété de *fentir* ou de propager *le fon*, que nous avons démontrée dans nombre de parties de la tête, puifqu'ils n'ont pu entendre fans le contact du corps fonore. Cependant quelques-uns de ces fourds entendent certains bruits plus ou moins éloignés ; ainfi M. de la Pujane entend le fon de certaines cloches ; Mercier entend les cris d'un Perroquet voifin, & j'ai vu M. de Solar fe boucher les oreilles après un grand cri qu'on avoit pôuffé derriere lui. M. l'Abbé du Bourg a obfervé qu'une des fourdes qu'il prend la peine d'inftruire par la méthode des fignes, tourne la tête quand il l'appelle à haute-voix.

REMARQUE TROISIEME.

La troifieme expérience indique que le fon de la voix dirigé fur une partie par un cornet ou fans cornet, eft plus actif que le fon de la montre, puifque Mongotfier, qui n'a entendu la montre que par un endroit, a entendu par plufieurs parties le fon de la voix. La premiere expérience nous a donné le même réfultat.

REMARQUE QUATRIEME.

Notre derniere expérience femble annoncer au premier coup-d'œil, qu'il faut renoncer à vouloir faire entendre des difcours fuivis aux fourds, au moyen de la propriété *de fentir ou de propager le fon par le toucher*. Mais fi l'on fait attention, 1°. que prefque tous les fourds & muets, ont quelque partie qui a la faculté de *fentir ou de propager, par le toucher*, le fon de la montre, & celui de la voix; 2°. qu'on ne peut affurer que les répétitions des mots aient été faites avec toute l'exactitude & l'attention convenables, n'ayant pu être toujours préfent (1); 3°. que notre quatrieme expérience n'a été continuée que fort peu de jours; 4°. que cette même expérience n'a pas été abfolument fans fuccès; 5°. que Caftro dit en propres termes : *on fera bien furpris que le fourd & muet entendra diftinctement de cette façon* (en lui parlant fur la future co-

_____

(1) Madame Chevrau, m'avoua même, qu'elle avoit oublié quelquefois de leur répéter les mots.

ronale rafée,) *la voix de celui qui parlera*, *ce qu'il n'auroit jamais pu faire par les oreilles*; ce qui eſt une preuve inconteſtable, que le ſourd n'entendoit pas par les oreilles; mais *qu'il ſentoit le ſon par le toucher* (1), on ſe décidera à pro-poſer les queſtions ſuivantes.

ı0. Tous les ſourds & muets peuvent-ils ac-quérir la faculté d'entendre les diſcours ſuivis, ou bien ne s'en trouve-t-il qu'un petit nom-bre ?

2°. Suffit-il pour faire entendre un ſourd, d'exercer une partie ſenſible comme nous l'avons pratiqué, ou bien faut-il employer néceſſaire-ment les purgatifs & autres ingrédiens indiqués par Caſtro ?

3°. Eſt-il indifférent de parler à la tempe ou au front, ou bien faut-il de toute néceſſité par-ler ſur la future coronale ?

4°. Eſt-il plus avantageux de parler aux ſourds par le moyen de notre cornet, qu'avec la bou-che ſeule, ou bien eſt-il à craindre que le cor-net ne dénature certains ſons en les fortifiant, & qu'il n'affoibliſſe les ſons nazaux, ainſi que nous croyons l'avoir obſervé ?

Voilà des problèmes dont la ſolution eſt

_____

(1) L'obſervation de Caſtro, n'eſt pas unique. Voyez Hall. Elem. Phyſ. Tom. III. pag. 479.

très-intéreffante pour la Phyfique & pour l'humanité. On ne fauroit trop inviter les Savans à faire des Expériences à ce fujet. Si le temps & les circonftances me le permettent, je me propofe de ne pas laiffer ce travail en arriere.

F I N.

EXTRAIT des Regiſtres de la Société Royale des Sciences.

JE ſouſſigné, Secrétaire-Perpétuel de la Société Royale des Sciences, certifie que la Diſſertation ANATOMICO-ACOUSTIQUE, contenant, 1°. des expériences qui tendent à prouver que les rayons ſonores n'entrent pas par la trompe d'Euſtache, &c.; 2°. un eſſai d'expériences, fait à Paris en 1777 ſur des ſourds & muets, &c. a été lue par M. Perrolle, Docteur en Médecine ſon Auteur, à une Aſſemblée de la Société; qu'elle a été examinée par des Commiſſaires, ſur le rapport deſquels la Compagnie a jugé que cet Ouvrage, plein de recherches utiles & intéreſſantes, méritoit d'être donné au Public. A Montpellier, ce 4 Août 1782.

DE RATTE Secrétaire-Perpétuel de la Société Royale des Sciences.

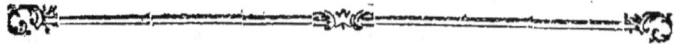

PRIVILEGE DU ROI.

LOUIS...... Les Membres de l'Académie Royale des Sciences de Montpellier, nous ont fait expofer qu'ils auroient befoin de nos Lettres de Privilege pour l'impreffion de leurs Ouvrages. A CES CAUSES, voulant favorablement traiter les Expofans, nous leur avons permis & permettons par ces Préfentes de faire imprimer, par tel Imprimeur qu'ils voudront choifir, toutes les recherches & obfervations journalieres, ou relations annuelles de tout ce qui aura été fait dans les Affemblées de ladite Académie Royale des Sciences, les Ouvrages, Mémoires, ou traités de chacun des Particuliers qui la compofent, & généralement tout ce que ladite Académie voudra faire paroître, après avoir fait examiner lefdits Ouvrages, & jugé qu'ils feront dignes de l'impreffion, en tels volumes, forme, marge, caractere, conjointement ou féparément, & autant de fois que bon leur femblera, & de les faire vendre & débiter par tout notre Royaume pendant le temps de vingt années confécutives, à compter du jour de la date des Préfentes; fans toutefois qu'à l'occafion des Ouvrages ci-deffus fpécifiés, il en puiffe être imprimé d'autres qui ne foient pas de ladite Académie. Faifons défenfes à toutes fortes de perfonnes, de quelque qualité & condition qu'elles foient, d'en introduire d'impreffion étrangere dans aucun lieu de notre obéiffance; comme auffi à tous Libraires, Imprimeurs, d'imprimer ou faire imprimer, vendre, faire vendre & débiter lefdits Ouvrages en tout ou en partie, & d'en faire aucune traduction ou extrait, fous quelque prétexte que ce puiffe être, fans la permiffion expreffe defdits Expofans, ou de ceux qui auront droit

d'eux, à peine de confifcation defdits Exemplaires contre-
faits, de trois mille livres d'amende contre chacun des
contrevenans. . . . . . .

Signé, LE BEGUE.

Regiftré fur le Regiftre XXI de la Chambre Royale &
Syndicale des Libraites & Imprimeurs de Paris, n°. 2531;
fol. 586, conformément aux difpofitions énoncées dans le
préfent Privilege, & à la charge de remettre à ladite Cham-
bre les huit Exemplaires preferits par l'article CVIII du Re-
glement de 1723. A Paris ce 12 Novembre 1781.

LE CLERC Syndic, figné.

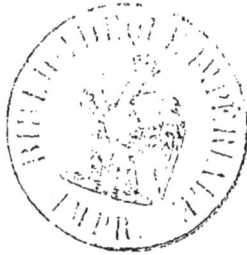

159

www.ingramcontent.com/pod-product-compliance
Lightning Source LLC
Chambersburg PA
CBHW071407200326
41520CB00014B/3325